NOTE SUR LES PIGMENTS DE L'URINE (1)

Par M. le Dr Nicolas-Duranty

Professeur à l'École de Médecine de Marseille, médecin chef de service des hôpitaux.

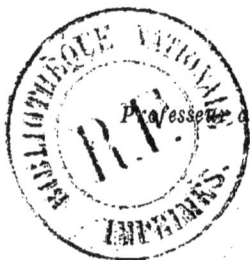

L'urine normale est d'une couleur jaune brun, variant du jaune paille le plus clair à l'ambre foncé. Il n'est pas probable qu'une seule matière colorante, un seul pigment, puisse produire les teintes si variées de l'urine soit physiologique, soit pathologique. Cette étude est difficile et les difficultés sont augmentées par la multiplicité des termes qui ont été employés, par les différents observateurs qui se sont occupés des pigments.

Je classe les matières colorantes que l'on rencontre dans l'urine, dans les quatre classes suivantes, qui me paraissent répondre aux besoins de la pathologie.

1° Pigments normaux ;

2° Pigments dérivés ;

3° Pigments anormaux ;

4° Pigments étrangers dus au mélange avec l'urine de la bile et du sang.

A. — *Pigments normaux*

M. Schunck (*Proceedings of the Roy. Soc.*, 1867) pense que la couleur normale de l'urine est due à la présence de deux substances. Elles ont un aspect sirupeux, une couleur foncée, une odeur agréable et une réaction franchement acide. En

(1) Cette étude sur les Pigments de l'Urine est extraite des leçons sur les altérations des éléments cellulaires.

solution aqueuse, elles présentent la même couleur que l'urine. Ces matières extractives sont l'uriane et l'urianine.

L'uriane est soluble dans l'alcool, l'éther et l'eau. Sa solution aqueuse devient de plus en plus foncée par l'addition de
l'acide sulfurique. Si l'on continue à ajouter de l'acide sulfurique petit à petit, il se dépose au fond du verre à expérience,
une substance résineuse d'une couleur brune.

L'urianine est soluble dans l'alcool, mais insoluble dans
l'éther. Sous l'influence des acides, elle prend l'aspect d'une
poudre brune insoluble dans l'eau. Le liquide filtré réduit le
réactif cupro-potassique comme la glycose.

Ces deux substances correspondent à l'urochrome de Thu-
dichum, à l'urophéine de Heller, à l'urohématine de Harley,
à l'urobiline de Méhu. La description des caractères donnés
par Schunck est identique aux caractères donnés par Méhu à
l'urobiline (1).

Les solutions alcooliques d'urobiline brute évaporées lentement à l'air libre laissent une matière noire, d'aspeçt rési-
neux, jaune sur une mince épaisseur. Cette substance est
soluble dans l'eau, l'alcool, l'éther et le chloroforme. L'urobiline en solution alcaline exerce sur la liqueur de Fehling
une action réductice assez marquée.

Je conserverai donc à cette substance qui constitue le
pigment normal de l'urine, le nom d'urochrome.

On est actuellement fixé sur les rapports qui unissent la
matière colorante normale de l'urine, au pigment biliaire, la
bilirubine. La bilirubine, provient de la décomposition de
l'hémoglobine et l'on ne peut mettre en doute l'identité de
l'hématoïdine et de la bilirubine. Par conséquent, on peut
penser que l'urochrome provient du sang. Cette manière de
voir a été défendue par Scherer, Virchow, Harley. La matière
colorante des globules du sang peut se transformer, mais elle
se détruit très difficilement. Les globules sont anéantis inces-
samment et l'hémoglobine mise en liberté, transformée

(1) C. Mehu. l'*Urine Normale et Pathologique*, 1880, p. 46.

en pigment biliaire et en pigment urinaire serait ainsi éliminée.

L'urochrome augmente dans toutes les maladies ou se rencontre une destruction plus grande des globules sanguins, ainsi lorsque l'activité du foie et de la rate augmente. Il diminue lorsque les combustions sont moins complètes, ainsi dans la néphrite chronique, le diabète.

Les variations dans la couleur de l'urine normale correspondent en général à son degré de dilution ou de concentration. Les différentes teintes que l'on observe donnent quelques résultats, qui bien coordonnés ont une certaine importance pratique. Vogel a essayé de présenter une méthode pour décrire ces variations de teintes. Sous ce point de vue spécial, il divise les urines en trois groupes et chacun d'eux offre trois types.

1er groupe. — Urines jaunes, 1er jaune pâle; 2e jaune clair; 3e jaune.

2me groupe. — Urines rougeâtres; 1er jaune rougeâtre; 2e jaunâtre rouge, 3e rouge.

3me groupe. — Urines brunes, 1er brunâtre rouge, 2e rougeâtre brun; 3e brun noir,

Pour avoir des résultats identiques, en se servant de l'échelle des teintes que je vous indique, il faut que l'urine soit absolument claire et l'on doit employer des verres ayant des diamètres égaux.

B. — *Pigments dérivés.*

1° Uroerythrine (Simon). — L'uroerythrine a été appelée acide rosacique par Proust, purpurine par Bird, urosacine par Ch, Robin et Verdeil. Ce pigment de couleur rose a une grande affinité pour l'acide urique et les urates auxquels il communique une belle couleur rose, lorsqu'il se dépose en même temps qu'eux, pendant le refroidissement des urines fébriles. Ce pigment est peu soluble dans l'éther, il est généralement accompagné d'une quantité variable d'urochrome qui communique à sa solution ammoniacale une belle coloration orangée.

L'uroerythrine est formée par l'urochrome qui s'est oxydé au contact de l'air.

2° Uromélanine. — L'urochrome, sous l'influence d'une fermentation acide ou d'un liquide acide, peut se décomposer en uromélanine, uropittine et acide omicholique. — L'uromélanine produit une coloration noirâtre. Isolée, elle se présente sous l'aspect d'une masse pulvérulente noirâtre.

D'après Tudichum l'odeur de l'urine en décomposition serait due à l'acide omicholique et à l'uropittine.

3° Hémaphéine. — L'hémaphéine (1) a des analogies fort grandes avec l'urochrome et l'on pourrait se demander si l'hémaphéine n'est pas tout simplement de l'urochrome excrété en plus grande quantité.

L'urine hémaphéique est d'un jaune ambré avec teinte brunâtre. Si l'on agite le vase qui la renferme on distingue à la surface des reflets jaune rougeâtre. L'origine hématique de l'hémaphéine me paraît indiscutable, surtout si l'on accepte la manière de voir de M. Gubler. Je ne discuterai pas la question de lieu où se fait la transformation globulaire. Je me contenterai de vous dire la théorie de M. Gubler. Sous une influence morbide quelconque, une destruction très rapide des globules sanguins s'opère. Le foie est impuissant à transformer en bilirubine toute l'hémoglobine mise en liberté. La matière colorante du sang s'accumulera alors dans le sérum et subira, dans le torrent circulatoire, diverses modifications. C'est à ces pigments dérivés de l'hémoglobine incomplètement élaborée, que M. Gubler a donné le nom d'hémaphéine. Il a appelé hémaphéisme l'état pathologique qui traduit l'accumulation d'hémaphéine dans le sérum sanguin. D'autre part, la dénutrition globulaire n'est pas exagérée, mais l'activité sécrétoire du foie étant entravée, l'hémaphéisme peut encore se produire. Donc, l'hémaphéisme peut se manifester dans les deux conditions suivantes :

(1) Dreyfus-Brisac.— *De l'Ictère hémaphéique*, 1778, p. 14.

1° Déglobulisation exagérée ou insuffisance hépatique relative (Fièvres, affections des voies biliaires, certains empoisonnements.)

2° Altération fonctionnelle du foie, ou insuffisance hépatique absolue (lésions organiques du foie, du cœur, intoxication saturnine.)

L'hémaphéine, pour employer l'expression de M. Gubler, est le pigment de l'insuffisance hépatique.

Bien que l'hémaphéine n'ait pas une composition chimique bien arrêtée, il existe cependant des réactions chimiques pour en démontrer la présence et des conditions patholologiques définies pour fixer sur ses caractères.

C. — *Pigments anormaux.*

Les pigments que nous avons étudiés jusqu'à présent étaient dérivés de l'hémoglobine, ceux que nous classons parmi les pigments anormaux paraissent provenir des substances protéïques.

1° Uroxanthine (Heller). — On a donné à cette substance d'autres noms, indican (Schunck), indigose urinaire (Gubler). L'uroxanthine est jaune et elle concourt à donner à l'urine sa coloration. Mise en contact avec les acides, elle se décompose et fournit deux couleurs qui peuvent se trouver séparément ou simultanément.

Le bleu indigo ou uroglaucine, et le rouge indigo ou urrhodine. On rencontre souvent le bleu indigo dans les urines en putréfaction. Il forme des bandes bleues brillantes sur les bords du verre ou à la surface de l'urine.

Dans ces cas, le bleu indigo n'apparaît que sous l'influence de l'air, sous l'influence de l'ammoniaque, il s'était d'abord formé un indigo blanc.

L'uroxanthine se rencontre dans les fièvres graves, dans lesquelles les combustions respiratoires sont amoindries. Dans les cas où les déchets albuminoïdes sont augmentés, le défaut d'oxygène ne permettant pas leur évolution en urée.

2° Mélanogène. — Ce pigment est incolore, il devient brun noirâtre par oxydation. Au moment de l'émission, l'urine présente sa coloration normale, puis elle prend une coloration de plus en plus foncée.

D. — *Pigments étrangers.*

Par pigments étrangers, j'entends les pigments qui n'entrent pas dans les catégories des pigments normaux et dérivés et qui se trouvent dans l'urine, comme expression pathologique. Ainsi les matériaux de la bile et du sang.

1° Eléments de la bile. L'urine bilieuse est de couleur foncée tirant sur le jaune rougeâtre. Quelquefois elle présente un reflet verdâtre, surtout vers les bords du vase qui la contient. D'autres fois l'urine est d'un brun noirâtre.

Ce sont les matières colorantes de la bile qui donnent à l'urine cet aspect caractéristique. Ces urines moussent facilement quand on les agite.

Je ne m'étendrai pas sur la question des matières colorantes de la bile, je vous rappellerai seulement, que les pigments de la bile sont : la bilirubine, la biliprasine, la biliverdine, la bilifuscine.

1° La bilirubine que l'on nomme encore quelquefois cholépyrrhine, bilipheïne, se présente à l'état de pureté sous la forme d'une poudre rouge, cristalline, soluble dans le chloroforme, l'essence de térébenthine et les solutions alcalines ; elle est insoluble dans l'eau.

2° La biliprasine est une substance amorphe, verdâtre, insoluble dans l'eau, l'éther et le chloroforme. Soluble dans l'alcool. Ses solutions alcalines sont brunâtres, elles deviennent vertes par l'addition d'un acide.

3° La biliverdine est un produit amorphe, vert foncé, soluble dans l'alcool et les solutions alcalines, insoluble dans l'eau, l'éther, le chloroforme.

4° La bilifuscine, substance noire qui se dissout dans

l'alcool avec une coloration noire. Dans les liquides alcalins, elle prend une teinte rouge brun.

Les analogies qui existent entre la bilirubine et l'hématoïdine sont considérables. Ainsi les cristaux d'hématoïdine que l'on rencontre dans les foyers hémorrhagiques anciens, sont identiques avec ceux de la bilirubine. Ensuite la composition chimique de ces deux substances est presque identique ; si dans la formule de l'hématine on remplace le fer par de l'oxygène, on a la formule de la bilirubine.

2° Eléments du sang. Nous ne devons étudier actuellement la question du sang dans l'urine, qu'au point de vue de la coloration qu'il communique à ce liquide. Aussi n'aurai-je que fort peu de chose à vous dire.

Lorsque l'urine contient une certaine quantité de sang, vue à la lumière incidente, elle présente une coloration rouge obscur, quelquefois noirâtre. Si le sang est en très petite quantité l'urine a sa coloration normale, seulement elle paraît un peu plus foncée.

Maintenant que nous avons étudié les différents pigments soit normaux, soit pathologiques, que l'on rencontre dans l'urine, examinons les procédés chimiques qui permettent de constater soit leur présence, soit leur quantité relative.

Nous n'indiquerons que les procédés d'une exécution rapide et facile. Nous désirons seulement qu'ils répondent aux besoins de la clinique.

Résumons d'abord les différentes étapes que nous venons de parcourir, en présentant sous la forme d'un tableau, les différents pigments que l'on rencontre dans l'urine.

1° *Pigment normal.*

Urochrome formé par l'uriane et l'urianine.

2° *Pigments dérivés.*

Urochrome   sous l'influence de l'oxygène
                produit................ (a) l'Uroerythrine.
     —   sous l'influence d'un acide
                produit................. (b) l'Uromélanine.
     .... (c) l'Hémaphéine.

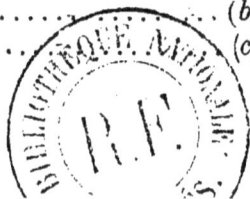

3° *Pigments anormaux.*

(*a*) Uroxanthine... $\Big\{$ Uroglaucine.
Urrhodine.

(*b*) Mélanogène.

4° *Pigments étrangers.*

(*a*) Éléments de la bile.

(*b*) Éléments du sang.

Pour constater dans l'urine la présence de ces différentes substances colorantes, on emploie des procédés divers, examinons, comme nous l'avons dit tantôt, les plus simples (1).

1° Sur quelques grammes d'acide sulfurique vous versez une petite quantité d'urine, il se produit une coloration noire qui indique l'uromélanine et par suite la présence de l'urochrome.

2° Vous versez sur quelques grammes d'acide chlorhydrique fumant, une trentaine de gouttes d'urine. Vous voyez apparaître une coloration rouge puis violette, puis bleue. C'est l'urrhodine et l'uroglaucine que vous avez vues successivement, ce qui vous dénote la présence de l'uroxanthine. Quelquefois la réaction tarde à se produire, vous l'activerez en ajoutant une goutte ou deux d'acide azotique.

3° On remplit aux trois quarts de sa hauteur, un verre à expérience avec de l'urine, on laisse couler lentement de l'acide azotique nitreux, en quantité suffisante, pour que le mélange occupe les deux cinquièmes du verre et l'on observe les colorations suivantes :

(*a*). Une teinte rose de Chine (Gubler) indique une proportion normale d'uroérythrine ; le grenat une augmentation de ce principe.

(*b*). Une teinte acajou vieilli (Gubler) est caractéristique de l'hémaphéine.

(*c*). Une teinte feuille morte (Gubler) indique la présence d'un ictère mixte.

---

(1) Bouchard, p. 70. *Gazette hebdomadaire*, 1873.— Albert Robin.— *Urologie Clinique.*

(*d*). Au point de contact des deux liquides on voit apparaître une zone verte ; en même temps que la zone verte s'étend et pâlit on voit des anneaux colorés, bleu, violet, rouge, se succéder de bas en haut. L'urine contient du pigment biliaire (Gmelin).

4° Examinons les moyens physiques et chimiques pour s'assurer de la présence du sang dans l'urine.

Quand l'urine renferme une quantité assez considérable de sang, il suffit d'en verser quelques centimètres cubes dans un verre à expérience et, en le plaçant entre l'œil et une lumière vive, on constate la couleur rouge vermeil du sang. En ajoutant quelques gouttes d'ammoniaque à une urine fortement colorée, elle prend une couleur rouge jacinthe. Heller (1) indique le moyen suivant pour reconnaître l'hématine. Il faut d'abord se rappeler deux principes.

1° Les alcalis empêchent la coagulation de l'albumine.

2° Au moment de leur précipitation, certains sels s'emparent des matières colorantes dissoutes dans le liquide qui les tient en dissolution. Pour l'urine, ce sont les phosphates de chaux et de magnésie qui doivent s'emparer de la matière colorante.

On verse dans l'urine à essayer quelques gouttes d'une solution saturée de phosphate acide de magnésie, on porte le liquide à l'ébullition et on ajoute quelques gouttes d'une solution de potasse caustique. L'urine prend une teinte verdâtre due à l'action de la potasse sur l'hématine et le caillot albumineux se redissout. On peut continuer l'opération et l'on constate des phénomènes intéressants. Si l'on agite le liquide et qu'on le soumette encore à l'ébulition, les phosphates se précipitent sous forme de flocons. Ces flocons ont fixé l'hématine et si on les regarde à la lumière transmise ils offrent une teinte rouge vermeil, tandis qu'à la lumière incidente, ils présentent une coloration rouge foncé à reflets verdâtres.

Pour découvrir de très petites quantités de sang on peut

(1) F. Roncati, *Notions et Considérations cliniques sur l'urine. Traduction Delestanche* Bruxelles, 1870, p. 129.

employer le procédé du docteur Mahomed ou celui du docteur Stevenson (1).

Le docteur Mahomed plonge dans l'urine à examiner une petite bande de papier brouillard blanc, la fait sècher sur la flamme d'une lampe à alcool. Il verse deux gouttes de teinture de gaïac sur le papier et une minute après, pour donner le temps à l'alcool de s'évaporer, on place une goutte d'éther ozonique au centre de la partie colorée par la teinture de gaïac. Une coloration bleue apparaît si l'urine contient de l'hémoglobine. Il faut quelquefois attendre un quart d'heure avant que la réaction devienne visible, enfin elle disparaît après un jour ou deux.

Le docteur Stevenson a modifié de la manière suivante le procédé du docteur Mahomed. Deux ou trois gouttes d'urine sont placées dans un petit tube à essai, on ajoute une goutte de teinture de gaïac et quelques gouttes d'éther ozonique. On agite, l'éther gagne le fond du tube et se colore en bleu.

Il faut se rappeler, en employant ces procédés, que les sels d'iode, la salive, le mucus nasal produisent une couleur bleue dans la teinture de gaïac.

Telles sont les réactions simples qui sont à la portée du praticien pour déterminer les matières colorantes que contient l'urine. Cette détermination, dans certains cas, vous fixera d'une manière positive comme diagnostic et comme pronostic.

---

(1) J. Tyson. *Guide to the practical; examination of Urine.* 4ᵉ Éd, p. 79.

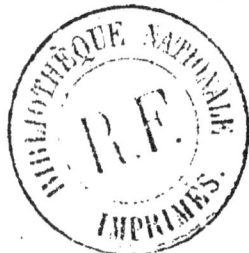

www.ingramcontent.com/pod-product-compliance
Lightning Source LLC
Chambersburg PA
CBHW050454210326

41520CB00019B/6205